AF501585

LA MORT

SA CONSTATATION

OU PROCÉDÉ A L'AIDE DUQUEL ON PEUT LA RECONNAÎTRE ET ÉVITER DES

ENTERREMENTS DE VIFS

PAR

H. HOARAU

Docteur en médecine de la Faculté de Paris,
Ancien médecin en chef de l'Hôpital temporaire de la Grande Armée,
à la 9e division, etc.

OUVRAGE DÉPOSÉ A L'ACADÉMIE DE MÉDECINE

Prix : 75 centimes.

PARIS
ADRIEN DELAHAYE, LIBRAIRE-ÉDITEUR
PLACE DE L'ÉCOLE-DE-MÉDECINE

1874

LA MORT

SA CONSTATATION

OU PROCÉDÉ A L'AIDE DUQUEL ON PEUT LA RECONNAÎTRE
ET ÉVITER DES

ENTERREMENTS DE VIFS

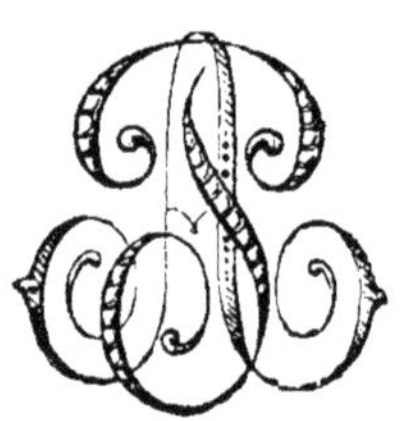

Paris. A. Parent, imprimeur de la Faculté de Médecine, rue Mr-le-Prince, 31.

LA MORT

SA CONSTATATION

OU PROCÉDÉ A L'AIDE DUQUEL ON PEUT LA RECONNAÎTRE
ET ÉVITER DES

ENTERREMENTS DE VIFS

PAR

H. HOARAU

Docteur en médecine de la Faculté de Paris,
Ancien médecin en chef de l'Hôpital temporaire de la Grande Armée,
à la 9e division, etc.

OUVRAGE DÉPOSÉ A L'ACADÉMIE DE MÉDECINE

Prix : 75 centimes.

PARIS
ADRIEN DELAHAYE, LIBRAIRE-ÉDITEUR
PLACE DE L'ÉCOLE-DE-MÉDECINE

1874

CONSTATATION

DE

LA MORT

La physiologie a suffisamment traité des phénomènes de la vie ou du jeu des organes qui en est le secret, pour que nous n'ayons pas à les retracer ici ; ce serait, d'ailleurs, nous écarter de notre sujet, par des détails superflus, que ne peut comporter un simple mémoire de la nature de celui-ci ; mais comme, dans nos fonctions, quelques-unes sont d'une importance relativement incontestable, en raison et des organes qui en sont le siége, et de leur uniformité et de leur continuité d'action, nous allons les revoir.

C'est la série naturelle des actes vitaux, que nous allons invoquer à l'appui du procédé, que nous proposons, pour constater la Mort. De tout temps, par un sentiment inné, le vivant a repoussé le mort, tandis que les animaux, qui nous sont inférieurs, n'agissant que par instinct, s'aident, soit de leur flair, soit d'une finesse, d'une délicatesse toute particulière de sens, pour ne plus s'entourer de ceux, qui, d'entre eux, sont privés de la vie.

C'est ainsi que l'hirondelle, la colombe, font tomber de leurs nids le petit mort; que la poule refuse de couver l'œuf, qui, pour elle, n'a plus le germe vital, ou qu'elle ne reprend plus toute couvée improductive ; que la chienne et d'autres mammifères savent parfaitement appréhender le mort, au milieu de leur portée, ou, pour l'en éloigner comme corps inerte, ou pour s'en repaître, et d'une façon pieuse, léchant ensuite, alternativement, ceux qui leur restent, encore pleins de forces et de mouvements, vouloir, en quelque sorte, désormais, concentrer sur ces derniers toute leur tendresse.

Ce n'est pas qu'il faille ne pas tenir compte de

nos impressions, que n'infirment nullement les signes physiques de la Mort, qu'elles accompagnent même sans cesse, non certes : car, qui ne pense, la vie éteinte en celui, devant lequel il se place, quand à un frémissement profond de respect et d'horreur, il se joint en nous, suivant les circonstances, une répugnance, dont nous ne sommes point maîtres, et qui semble être l'avertissement du danger auquel vont nous exposer les exhalaisons ?...

De même, on voit la Mort, dans des traits altérés, rétractés, sous un ensemble insolite, lorsque le facies pâle, souvent terreux, ou verdâtre, ou maculé se colore d'une diffusion biliaire ; que les yeux voilés d'une humeur concrète sont affaissés au fond des orbites ; que les paupières sont enduites d'excrétions, de même qu'aux narines antérieures, dont l'aire déjà rétrécie, par le rapprochement des ailes du nez, tend presque à s'effacer, sous la production souvent pulvérulente, qui les encroûte ; que la chaleur habituelle du corps a fait place à un refroidissement général, bientôt suivi d'une rigidité articulaire ; quand les membres, ramenés en un sens, retombent obéissant aux lois de l'inertie, ou qu'il se manifeste, autant par les voies hautes que par les voies basses, des effusions déplétives ; qu'il se dégage, presque au moment même de la mort, une odeur *sui generis,* sans doute mieux perçue par la susceptibilité olfactive des autres animaux que par la nôtre, comme signal ou de la rupture interstitielle, qui s'effectue, dans les organes, ou du travail intime de la force catalytique, qui va définitivement convertir tout le corps en ferment : qu'il n'y a point de pulsations ; que la respiration a complètement disparu ; que les pouces sont fortement infléchis vers la paume de la main ; que des parties naguère ne formant qu'un seul et même tout, sont distantes, séparées les unes des autres, ou exhalent, avec le temps, le miasme foudroyant de la décomposition putride.

Les signes révélateurs de la Mort ne manquent point, en théorie, ainsi que le prouve l'énumération que nous venons d'en faire, et, pourtant, ils ne sont que d'une utilité fort secondaire, si l'on en excepte la putréfaction, quand, saisi d'un juste effroi, à la pensée qu'on ait pu livrer au cercueil les restes d'une vie encore épandue sous l'enveloppe illusoire de la Mort, on se reporte aux récits, qui nous viennent, de toutes parts, des désordres, que, peu de jours après plusieurs inhumations, la bière, le linceul accusaient aussi bien que des morsures aux mains et la différence du décubitus.

En effet, à tel signe, qui paraît aujourd'hui, peu de jours après, ou même au bout de quelques heures, dans certaines contrées, en succéderont d'autres, qui l'effaceront, tant il est vrai que toujours le cadavre cesse d'être successivement le même, suivant la marche de la fermentation, jusqu'à l'annihilation du tout, qu'il offre à notre examen.

Il est donc, d'après cela, impossible de trouver, sur le même sujet et dans la même unité de temps, réunis tous les signes physiques de la Mort, pour conclure de leur valeur respective. En d'autres termes, la théorie les récolte partout, et nous, nous ne pouvons les appliquer tous individuellement.

Aussi généralement, pour affirmer la Mort, dans l'ordre des êtres supérieurs, à part la section, l'élimination ou l'éloignement, ou l'isolement des parties d'entre elles, sous quelque cause que ce soit; s'appuie-t-on sur la putréfaction, comme signe constant, infaillible aux yeux de la science, dernier échelon, où descend la substance fermentescible, pour rendre au règne inorganique, sous la statique continue des affinités chimiques, les principes de l'organisation primitive.

Malheureusement, le temps, que met ce signe à se montrer, n'est pas celui qu'accorde l'hygiène publique, qui, moins soucieuse des enterrements de vifs, évitables par la décomposition putride, que des émanations, auxquelles cet état cadavérique donne lieu, restreint, à deux jours, le séjour mortuaire dans l'intérieur des familles. On le conçoit, ce ne sont point ces quelques heures de délai qui suffisent pour qu'on ait la certitude de la mort, dans certaines occasions, où celle-ci ne pourrait être qu'apparente.

C'est pourquoi, en Angleterre, à Londres surtout, est-il d'usage de laisser les morts, dans des chambres bien closes, pendant huit jours, avant de procéder à l'inhumation ; qu'en Hollande, emportés de leurs maisons, ils sont placés dans de vastes locaux contigus aux cimetières, et qu'on y attache à leurs membres des cordons aboutissant à des sonnettes très-subtiles, pour, au moindre mouvement, donner l'éveil aux surveillants ; qu'en Orient, si fécond en arcanes de toutes sortes, il est de tradition fort reculée de pratiquer sur le décédé des ablutions réitérées, de l'enduire, ensuite, de parfums aux membres et à toutes les articulations, pour, après, l'exposer à une chaleur graduellement élevée, dans le but de lui restituer la liberté des mouvements, qu'alors, le maintenant, pendant une semaine, assis, entouré de tous les siens, qui l'honorent de leurs chants, de leurs danses et des produits annuels, dont on lui fait présent, on lui donne à boire, dans la coupe antique de ses pères, ou plutôt, on le gorge de liquide, avant de le livrer, soit aux flots du fleuve le plus voisin, soit au bûcher, soit au boa, suivant les castes.

Assurément, ces institutions, toutes, sont sinon un aveu tacite de l'impuissance médicale à donner, parfois, son dernier mot, dans la question de vie ou de mort, du moins un témoignage irréfragable de la très-louable sollicitude, dont sont mus des centres de civilisation européenne, loin des coutumes orientales, pour ravir à la tombe la proie, qui n'est point encore pour elle.

En cela, l'Inde nous devance, ce nous semble : en soumettant, en effet, le mort à une source de plus en plus intense de calorique, pour atteindre presque la dessiccation des tissus, entre autres idées, n'aurait-elle pas celle aussi de s'assurer, par une sorte de pondération, qu'il y a, tout à fait, absence de vie?...

Avant et après un bain de vapeur très-prolongé, le poids du corps, est, à peu près, toujours le même, pendant la vie, tandis que la différence est plus tranchée, après la mort et longtemps après.

L'absorption égalisant les pesées, chez le vivant, on pourrait induire que c'est dans la mort même de cette grande fonction qu'est la mort réelle, qui explique la différence des pesées du cadavre.

Dévolue à tous les êtres organisés, elle fait pénétrer, dans la masse de leur fluide nourricier, des molécules extérieures, pour l'entretenir et l'augmenter. Il y a, comme on le sait, deux espèces d'absorption. L'une est externe et l'autre interne.

Nous n'entendons pas, pour cela, que l'absorption se restreigne exclusivement à la périphérie du corps ; il n'en est point ainsi : elle s'accomplit autant en dehors qu'en dedans, sur les membranes muqueuses des voies digestives et respiratoires : de là, les distinctions qu'on y a attachées.

Quant à l'absorption interne, elle reprend dans chaque organe, à quelque profondeur que ce soit, non-seulement les matériaux, dont il est formé, mais encore les sucs sécrétés récrémentitiels et les sucs sécrétés excrémentitiels, de manière que la décomposition à laquelle elle préside, soit toujours en équilibre avec la composition ou le travail de composition, dont se charge l'absorption externe. Alors, les matières nutritives de chaque organe ne sont point en excès, ainsi que les sucs sécrétés, versés sans interruption, sur des surfaces dépourvues d'issue au dehors, ou parcourant les voies de leur excrétion.

Approfondissant l'examen de la vie, Bichat voyait, dans l'absorption externe, non une simple imbibition mécanique, ni une action chimique générale, mais une action éminemment vitale, ayant pour objet l'élaboration simultanée de la substance absorbée.

Où arrive-t-on, avec ce vitalisme outré !

On se demandera, sans cesse, qu'est-ce que la vie sans les organes de la vie?

C'est ce que Sthal et son école opposent avec raison.

En saisissant de ce côté le grand problème de l'existence, on se sent, il est vrai, l'intelligence plus satisfaite et plutôt conduite à croire la vie, dans la triple action des organes, de l'imbibition mécanique et des lois physiques et chimiques, auxquelles sont soumis généralement tous les corps organisés : que la vie en soit plutôt l'effet, oui! mais non la cause unique, si on n'aime mieux la considérer comme cause et effet, en même temps, et sans exclusion, lui attribuer, dans le concours des organes et de leurs propriétés physiques inhérentes, le trépied vital, que Bordeu fixe dans le cerveau, les poumons et le cœur.

L'absorption moléculaire est de même que l'absorption cutanée, pensons-nous, sans y affecter, toutefois, des agents spéciaux, qui ne se rencontrent pas plus dans les lymphatiques que dans les veines et les artères, lorsque tous les tissus vivants, possédant les mêmes propriétés physiques, offrent le phénomène local de l'absorption, c'est-à-dire la faculté de s'imbiber..., résultat de la perméabilité déterminée par les interstices ou pores, qui séparent les molécules intégrantes des corps vivants.

Après l'absorption, c'est la *transpiration* (Διαπνοή), que l'on observe dans les êtres vivants.

Essentiellement destinée à leur laisser échapper des produits aériformes divers, la transpiration se réalise en nous, avec une prodigieuse activité. On peut s'en convaincre, à la rapidité, avec laquelle rayonnant dans nos vêtements, elle met à peine deux secondes, après une chemise qu'on se passe, pour faire perdre, même en hiver, la sensation du linge renouvelé. La santé florissante. certaines conditions physiologiques la favorisent puissamment et la transforment en diaphorèse ou sueurs, par la condensation de la substance exhalée. Ces sueurs sont de bonne nature, tandis qu'il n'en est pas de même, lorsqu'elles se déclarent, dans certaines affections, et notamment dans les fièvres éruptives, contre lesquelles Sydenham recommandait la déambulation domestique, pour réprimer l'orgasme, qu'entretient à la peau l'excès de l'exhalation. Là, elles sont tantôt fétides, tantôt même sanguinolentes.

L'état pathologique n'exalte pas toujours la transpiration : il en diminue aussi l'intensité. Ainsi, dans les maladies de langueur, les malades prostrés présentent, sur différentes parties du corps, de larges plaques ou macules : ce sont autant de traces persistantes de l'abaissement des forces, qui n'a point permis à la transpiration d'éloigner la production excrémentitielle, et, comme une cendre, qui recouvre un tison près de s'éteindre, la vapeur faiblement exhalée, puis condensée, est restée appliquée, sous forme d'enduit, sur tous les points où l'excrétion s'est faite.

Cependant, cette faiblesse d'exhalation est loin de dénoter un phénomène morbide général, dans tous les animaux : on la retrouve dans beaucoup de vertébrés à sang froid, et, certes, ces êtres témoignent bien, par la vigueur qui les anime, en présence de leur proie, de la santé, dont ils jouissent. Tels sont les serpents, les couleuvres, le lacerta viridis. Chez eux, les matières excrémentitielles ne pouvant pas être repoussées au-delà de l'épiderme, s'entassent, se condensent sous cette membrane, au point de la soulever et d'en faire un étui, dont se démène l'animal, à la belle saison, qui lui prête une nouvelle ardeur.

Chez d'autres, les mêmes matières, d'excrémentitielles qu'elles sont, redeviennent récrémentitielles pour s'unir à la substance osseuse et leur créer un teste, qui sert d'organe de protection et de point d'appui, à la fois, à leurs parties molles profondes.

S'il faut à ces existences trouver une explication, nous la placerions dans l'absorption lente maintenant une transpiration également lente. Or, comme l'absorption se manifeste aussi bien dans le sang que dans toutes les parties rudimentaires de l'animal, il s'ensuit une alliance intime entre la transpiration, la circulation, la respiration et la digestion.

Tout en nous aboutit vers l'unité : texture, organes, fonctions, jusqu'au moindre atome; de l'ovule à l'embryon, de l'embryon au fœtus, du fœtus à l'adulte.

Chez le premier, par la juxtaposition de couches concentriques de densité différente, de façon à donner jour à l'endosmose, pour le développement de la vésicule germinative, après la fécondation.

Chez le second, par la cohérence de toutes ses membranes constituantes, sous des linéaments révélant l'être qui doit en provenir, en suspension dans le milieu où il s'abreuve de la vie.

Chez le troisième, par la connexion de la charpente osseuse aux parties molles, qu'elle supporte.

et de leurs éléments entre eux, pour qu'ils se ressentent tant de leurs fonctions que du sang, dont la crase circule par tout le corps, et faire consister en un seul être le spectacle en même temps que le problème de la vie!

Le rapprochement que nous venons de faire entre l'absorption et la transpiration, moins dans un but didactique que pour jeter les bases de nos moyens de nous assurer de la mort réelle, nous permet de considérer la différence des pesées chez le cadavre, avant et après l'introduction d'une quantité donnée de liquide, comme un fait résultant du défaut de la transpiration et des plus propres à révéler la mort; car, lorsque la transpiration vient à cesser, toutes les autres fonctions ayant disparu, comme dépendant les unes des autres, si l'on introduit dans l'économie un liquide d'une quantité déterminée, il deviendra patent, après un jour ou deux, que la substance injectée, n'étant ni assimilée, ni éliminée, par l'absorption et la transpiration, ne devra plus être qu'un poids additionnel accusant sa présence, et conséquemment la mort, dans le corps inerte.

En ayant recours à la pesée, comme moyen de constatation de la mort réelle, nous ne nous attacherons pas à voir en celle-ci, pour la distinguer de la vie, toutes les apparences sous lesquelles elle nous en impose ; ce serait nous égarer, je le crois : la question se montre plus simple : en définitive, qu'il y ait mort réelle ou mort apparente, cela revient toujours à dire ou mort ou vie. Nous n'avons donc pas à nous occuper plus particulièrement de la léthargie et de ces états de torpeur continuels et profonds, dans lesquels gît la vie, que de la vie elle-même envisagée dans son ensemble. Ainsi, en nous astreignant à l'observation, à l'enregistrement, dois-je dire, du phenomene le plus inséparable de la vie, dans toute sa marche et ses variations, il est de toute évidence qu'on arrivera à conclure à la mort, en peu de temps, en l'absence de tous actes indispensables au maintien, à la manifestation de la vie. D'ailleurs, léthargie, dans le monde, est un mot quelquefois abusif. Comment la reconnaîtrait-on, en effet, aux approches d'une mort naturelle inévitable, lorsque l'organisme, privé de l'influx nerveux, a perdu toutes sensations? A la mort, à son moment même, nos fonctions ne se suspendent pas toutes subitement; la vie se réduit de plus en plus à d'infiniment petites proportions; le cerveau refuse la même intensité d'influx nerveux, tous les organes se refroidissent, se rétractent, suivant une impulsion première; la petite circulation n'a plus lieu, la respiration s'éteint insensiblement, et le sang, n'étant plus en contact avec l'air, a bientôt quitté les artères, pour refluer vers les veines caves et l'oreillette droite du cœur, et les engorger du plasma, qui ne consiste plus, alors, qu'en masses éparses, dans une certaine étendue de l'oreillette et du ventricule droits. Certes, à cette heure dernière, où la parole, les mouvements, toutes communications avec le monde extérieur sont anéantis, que l'on sent la mort, qu'on la voit avec son cortége effrayant de symptômes, que la mort n'est point encore sonnée.... N'est-ce pas l'agonie?

Quelle en est la durée ou quelle est la durée de semblables états? nous le savons pas.

Ils ont suffi, souvent, pour faire déclarer une mort, qu'un prochain réveil est venu démentir et se sont, certes, retrouvés ou dans le *coma somnolentum*, ou dans le *carus*, ou dans la *léthargie*, ou même dans l'*apoplexie*, sans qu'il ait été possible de saisir la moindre différence entre ces affections.

N'ayant donc qu'à démontrer ou la vie ou la mort, comme nous l'avons dit, avant d'en venir à la constatation de l'une par l'autre, nous établirons plusieurs catégories de cadavres, selon les signes qu'elles résument en elles de la mort.

1° Les cadavres, dont on n'a que les débris, ou qui sont ou putrifiés, ou ne consistant plus qu'en leurs parties distantes, éloignées les unes des autres.

2° Ceux qui se vident ou qui ont succombé à des hémorrhagies, soit traumatiques, soit passives.

3° Ceux qui ne sont d'aucune des catégories, qui précèdent.

Dans toutes ces catégories, le cadavre perd de son poids, par l'émission constante de sa masse liquide, ainsi que le prouve l'imbibition des terrains d'inhumation.

Dans la deuxième, que des épanchements aient lieu au dehors, indépendamment de la déperdition cadavérique, là n'est point la difficulté, pour la constatation. On peut compter aussi bien à partir de moins qu'à partir de plus, ou voulons-nous dire, que l'on atteint toujours le résultat de la pesée, que le corps soit peu pesant ou très-pesant. En outre la déperdition cadavérique ne s'effectue point dans des proportions telles qu'il faille y voir un inconvénient plus que sérieux pour la constatation : car, si l'on en vient à une injection de 200 grammes d'eau environ, le liquide injectant ne se substitue point aux parties enlevées, par la déperdition cadavérique. La présence du liquide s'accuse toujours, à peu de chose près, si ce n'est en totalité. L'endosmose, qui s'établit, à sa mesure, en ces cas. Elle ne dissimulera point l'injection, comme le ferait, dans les corps vivants, la transpiration, qui dérobe bien assurément, en moins d'un jour, dans le plus grand nombre des constitutions, l'addition de plus de 2000 ou 3000 grammes de substance alimentaire.

Nous reconnaissons bien qu'après certaines affections de longue durée, des hémorrhagies réitérées, par une diathèse sanguine, lorsque sont ralenties toutes les fonctions, que la chaleur corporelle, le bruit du cœur, la respiration ne sont plus perceptibles, que les forces épuisées ne permettent aucune contraction à l'appareil musculaire; que la volonté, la motilité sont complètement abolies : que la vie, enfin, n'a plus toute son expansion dans l'être, et, que réduite à la plus légère étincelle, elle nous laisse dans un assoupissement profond, ou dans le coma, ou dans le carus, ou dans la léthargie, ou dans l'apoplexie simulant la mort, par la lenteur, les entraves de toutes les manifestations de la vie, par l'anesthésie, dont est frappé l'organisme, nous reconaissons dis-je, qu'on pourrait se demander si, dans ces conditions, les effets de la déperdition cadavérique ne se confondraient pas avec ceux de l'absorption et de la transpiration, pour rendre impossible le diagnostic de la mort ; mais l'objection tombe d'elle-même, quand on songe aux modifications, qui surviennent dans le cadavre et qu'on les compare aux phénomènes de l'absorption et de la transpiration.

En effet, que le cadavre, que nous représentons par C, pèse un poids de..., que nous représentons également par P :

On aura :

$$C = P$$

Après l'injection, on aura :

$$C = P + I.$$

Si la déperdition est égale à la moitié de l'injection, on aura :

$$C = \frac{P + I.}{2}$$

Cette diminution se continuant indéfinitivement, C ou $\frac{P + I}{2}$ serait, au bout d'un certain temps, réduit à 0 : d'où inutilité évidente de toute constatation, puisque déjà la putréfaction se sera accomplie.

Mais, si avant ce signe, qui est de la plus grande valeur, on veut en venir à une exploration ; très-certainement, la déperdition étant un symptôme de fermentation, n'ayant lieu, toutes choses égales d'ailleurs, que du 3ᵉ au 6ᵉ jour, suivant les saisons, la constatation de la mort, par la pesée, avant cette époque, devient très-possible.

Dans la vie, les fonctions ne laissent aucun doute sur leur activité : d'abord, l'absorption et la transpiration ne cessent pas, que la mort n'ait eu lieu. Quelque lentes que soient ces fonctions, elles se font toujours sentir ; si donc le poids du cadavre se perd, il n'en sera pas de même du poids du corps, pendant la vie ; il est facile de le concevoir, en admettant même qu'en raison de la faiblesse et de la lenteur des fonctions, le corps peu disposé absorbe difficilement de l'injection ; au bout d'un certain temps, si ce corps vit, il n'y aura plus d'injection; elle aura été ou absorbée ou éliminée, pour laisser au corps le poids même, qu'il avait avant l'injection, tandis que le contraire s'observerait, après la mort.

Toutes les considérations, qui précèdent, nous portent donc à recourir à la pesée, comme moyen de constatation de la mort naturelle.

On pèserait le corps, avant et après l'injection, que nous recommandons, et l'on noterait très-exactement les pesées. L'excès du poids du corps, après l'injection, dénoterait la mort, au bout de 25 à 30 heures. Pour cette constatation, on se servirait de balances très-justes, dont nous subordonnons le choix à la commodité de l'application.

Quant au liquide pour l'injection, ce serait une solution très-concentrée d'albumine. On pourrait injecter, par les voies hautes, comme par les voies basses. Il faut se prémunir contre l'écoulement de l'injection : nous proposons donc, pour l'injection par le bas, un instrument sous forme de main double, qui, exerçant une forte pression anale, s'opposerait à la fuite du liquide, ainsi que le cône, qu'il maintiendrait dans l'anus, à une certaine hauteur, dans le gros intestin.

Pour le haut, ce serait le clysoir muni d'une sonde œsophagienne, qui ferait arriver l'injection dans l'estomac.

Nous donnerons le dessin de tous ces appareils.

Maintenant, que ces moyens de constatation de la mort sont soumis à la sagesse de nos juges, nous attendons de leur expérience l'arrêt, qui doit ou les valider, ou les infirmer, plus heureux d'avoir à souhaiter d'être dans la vérité, par les faits, que d'avoir eu à les relater, avec cette médiocrité, qui réclame toute indulgence.

A. Parent, imprimeur de la Faculté de Médecine, rue Mr-le-Prince, 31.

www.ingramcontent.com/pod-product-compliance
Ingram Content Group UK Ltd.
Pitfield, Milton Keynes, MK11 3LW, UK
UKHW021930190726
13853UKWH00002B/961

9 782329 595535